O Olho Vesgo

O Olho Vesgo

C O N T O S

Tiago Mussi

Ateliê Editorial

Copyright © 2002 by Tiago Mussi

ISBN 85-7480-080-5

Editor
Plinio Martins Filho

Produtor Editorial
Ricardo Assis

Direitos reservados à
ATELIÊ EDITORIAL
Rua Manoel Pereira Leite, 15
06709-280 – Granja Viana – Cotia – São Paulo – Brasil
Telefax: (11) 4612-9666
www.atelie.com.br / e-mail: atelie_editorial@uol.com.br
2002

Impresso no Brasil/Printed in Brazil
Foi feito depósito legal

*O melhor conto você escreve com
tua mão torta, teu olho vesgo,
teu coração danado.*

DALTON TREVISAN

Sumário

À Paula 11
Bala Perdida 13
A Cabeleira do Zezé 15
Verdadeiro Sentimento 17
Maior Prova de Amor 19
Chegou a Hora 21
Igual, Mesmo, Tal 25
O Olho Vesgo 27
O Abraço do Afogado 29
Meus Cabelos Continuam os Mesmos 31
Doce Amargo 33
Reativan 35
O Velho do Saco 37

Diomédio 39
A Fome Espetada no Olho 41
Amor 43
Lona 45
A Morte e a Morte 47
Setenta Anos São Passados 49
Os Olhos do Cego 51
Espelho, Espelho Meu 53
Por Delicadeza 55
Camaleão 57
Vai, Carlos! Ser *Gauche* na Vida 59
O Olho Regalado 61
Toda Vida é um Arremedo de Morte 63
Quem Sai aos Seus não Degenera 65
Taxidermia 67
O Olho do Filho da Coruja 69
Eu 71

À Paula

Ofereceria a você flores graciosas e de sutil perfume – você muito merece –, mas não as tenho para lhe dar. Em terra ruim só nasce lírio apodrecido. Nem erva daninha germina. Infelizes as sementes que caíram neste solo. Não vão bem medrar.

Mas, estes lírios pestilentos são o que possuo de melhor e de pior – assim são as flores que lhe dedico. Sei que você saberá compreender a beleza e a dor que elas trazem consigo. Aceite estas flores do mal.

São seus estes lírios crudelíssimos.

Bala Perdida

O escritor é um carniceiro. Lida com o cutelo, trincha, divulsiona a carne, até chegar no osso e desencravar a bala perdida: dura, quente, sem arestas – o conto. Pode muito cortar, mas sempre resta aponeurose a arrancar fora. Ou osso pra partir. Umas balas são fáceis de achar, estão logo na epiderme, embaixo do couro. Outras têm que se procurar mais, no meio dos músculos. A mais fatal está no osso, alojada na medula. Cuidado. Na mão ela queima. No papel logo pega fogo. Seu único destino é o tiro curto e certeiro na cara do leitor.

A Cabeleira do Zezé

Seu pai o chamava José. A mãe tratava-o por Maria.

Muito desejava uma filha e, de tanto querer, nasceu-lhe uma menina, porém morta. Guardou resguardo e luto. Mas decidiu, a partir daquele dia, que o próximo filho seria uma menina. E foi. Embora o sexo fosse outro.

Criado, vestido e ensinado como tal. Longos cachos, vestido de chita, brincando de boneca e casinha. Repreendido duramente se não sentava direito, se corria atrás de bola ou se preferia a companhia dos meninos.

Difícil foi ignorar a mudança na voz e o aparecimento do buço enegrecido no rosto mais liso. Não havia mais como negar que por baixo dos cachos e das saias surgia um homem. E sua mãe viu José nascer, sentado na cadeira de barbeiro, assim que as tesouras aparavam os cachos e enquanto morria Maria.

Cresceu, casou e mudou. Tornou-se um homem alto, forte e barbado. No entanto, sem perceber, deixou crescer a cabeleira. E se hoje o chamam José é porque desconhecem que, no íntimo, seu nome é José Maria.

Verdadeiro Sentimento

Doida pra trepar. Marcamos encontro. Um motel aí. Chegou nervosa. Palpitação e dor de cabeça. Puta que pariu. Logo nessa hora. Eu mereço. Deixar ela calma, senão como? Bebidinha?, eu perguntei. Um beijo, um carinho, um abracinho. Já tudo bem. Tudo bem? Fazendo de rogada, a piranha. Pra cima de mim? Que isso? No motel pra quê? Reclamar do marido? Problema com o filho? Eu com isso? Tento outra vez. Música, pra criar um clima. E mais. Mordo nuca, língua na orelha, falo sacanagem. Cadê que molhadinha? O que é: um muro chapiscado. E mais outra vez. Agora na banheira. Banho de espuma, mais uma bebidinha. E aí? Ela diz pra mim que o sexo é importante. Mas o beijo é que expressa o verdadeiro sentimento. Aí não deu. Vesti a calça. E fui embora.

Maior Prova de Amor

Sentamos pra comer. Minha mulher e eu. Foi na hora do jantar. Colocou dois pratos, garfos e facas. Copos também. Percebeu que meu garfo era ruim. Um dente torto. Garfo dela era bom. Rápida, tentou uma troca. Me agradar. Sem que eu percebesse, mas.

Quis depois destrocar os garfos. Então era tarde. Já havia me dado a maior prova de amor.

Chegou a Hora

Não suporto velhos. Daí encetei a desencarnação. Divertimento? Não sei. Favor a eles. Aos outros também. Razão? Que isso. Você nunca sabe. Já cuidou de velhotes? A morte. É. Babá de coroa, uma vez. Grana legal. Mais dormida, rango, roupa limpa. Facilidades. Por quê? Alguém tem que recolher o lixo. Ora. Três coisas família não tolera: velho, louco e veado. Então dá pra se fazer em cima dos otários. Mas é dose. Tal coroa, assim. Sem minha ajuda, nem um peido. Nem calçar chinelas. Qual! Nem levantar. Mas é. Aporrinhação pra cima de mim, sacaneação pra cima dela. Quites, né? Toda borrada um dia. Limpa, dia seguinte. Na cama o dia inteiro. Cagada e feliz. Lembro. Certa vez, quase uma semana assim. Também depois, eu que me fodi.

Cocô nos pentelhos da boceta – nem sei se uma boceta ainda, mas vá lá –, pregas do cu, perna, virilha. Cocô em tudo, chapa. Mais um pouco, toda esvaída em merda. E daí? Eu tava dizendo. Hora de limpar. Água morna amolece merda seca? Tá bom. O que deu jeito? Óleo de neném. Esfrega. Mas carne viva. Ela mudá, meio que sorrindo. Tá gostando eu me fodendo, né? Tempo todo me secando. Riso besta na cara. Puta velha! Sei lá. Nem entendia nada, vai ver. Sabe?, não controla o próprio cu! Pra que viver mais? Esperar a morte chegar afundada em merda. Isso é vida? Aliviei pra ela, então. Nem sentiu. Morreu igual passarinho. É assim mesmo. Lembro dela, às vezes. Cara de quem só fazia esperar. Tava só durando nos dias. Mas é. Em paz. Sem remorso. Assim com o portuga da padaria. Também ripei, esse. Dava duro na madruga. Acender forno, bater massa. Tocaiei ele um tempo. Ver rotina, essas coisas. Até que um dia. Porrete na mão, rente à parede. O infeliz tava abaixado, soltando a porta. Ó o bacalhau! Vai bacalhau, freguês? Varejei no quengo. Com força. Saltou dentadura. Mas o vascaíno era forte. Cabeça queria levantar, ainda. Mas tava grogue. Aí eu. Outro porrão, lá do fundo. Voou caco do velho. Dei as costas e atravessei a rua. Na maciota. Nunca regulei quantos foram. Enquanto puder, toco em frente. Velho é muito triste. Cocô nas pregas, doença e morte. Pra que viver? Me diz. Maldade, eu? Eles me agradecem. Pode crê. Eu? Já disse. Em paz. Sem remorso. Agora mesmo, tô manjando uma velhusca. Quase essa hora, leva o pequinês pra passear. Por que as corocas se ligam nesses putinhos, hein? Companhia? Aqui ó! Não enganam não. A mim. É. Mas peraí. Ó a coroa lá! Quase me escapa. Pego ela. Ainda bico o merdinha. Detesto pequinês. Mas deixa eu ir. Chegou a hora.

Igual, Mesmo, Tal

O pai quando jovem quis ser padre. Ministrar os sacramentos, consagrar o cálice, usar batina. Mas acaba militar. Continências, fuzis, patentes.

O filho no mesmo caminho. Sente próximo a caserna, os alamares, a guerra. Triste começo, inevitável fim. Igual, mesmo, tal.

Então, o sabido malogro: nega o pai, e as armas.

Os fuzis riem de maneira escarninha – ei-lo a ministrar os sacramentos, consagrar o cálice, vestir a batina.

O Olho Vesgo

Natal. O menino ganha bicicleta nova. Último modelo. Campainha, 234 marchas, tinta metalizada. Até retrovisor. Tão feliz, não quer nem pedalar. Para não sujar. Enamorado, acaba se rendendo. Passeia serelepe. Vento gostoso no rosto. Ás do guidão, dá cavalo-de-pau, passeia de mão só.

Dia seguinte leva a companheira para mais uma volta. Na rua encontra o melhor amigo. Também de bicicleta nova. Olha para a dele. Depois para a sua. Pronto sente seu selim rasgar, a tinta descascar, pneu esvaziar.

O Abraço do Afogado

Acorda, corpo de mulher estendido ao lado, nada se lembra. Gosto de guarda-chuva na boca, a cabeça vagando pelo teto, promete nunca mais beber. Não reconhece o quarto, a si mesmo ou a mulher. Maquiagem borrada, nua, rescendendo a álcool.

Na cabeça flutuante, um só pensamento: fugir. Olha para a mulher. Depois, não olha nada.

Senta-se na beira da cama. Zonzo, espera um pouco. Começa a levantar-se.

— Vem cá, meu bem.

Ela o abraça. Não há como se desprender. Afunda, sem nem respirar.

Meus Cabelos Continuam os Mesmos

Era um tormento. Verdadeiro desespero. Duas mulheres: o que quase me perdeu. Enquanto uma pedia para deixar a barba crescer, outra queria um cavanhaque. Ou então: outra queria ir ao cinema, e uma jantar fora. Mesmo dia, mesma hora. Como podia? Só rasgado em dois. E eu me rasguei?

Um mentiroso precisa boa memória. Do contrário, é morto. Assim no proceder na cama. Zeloso para não trocar os nomes, senão. Imagina aquela hora, suprema delícia. No movimento com uma e no berro o nome da outra? O próprio amador, seria. Logo, atento ao que cada gostava. Uma de ir no trote e por cima: a amazona. Outra queria por trás, no galope furioso: a égua bagual. E se com uma — trote certeiro – quisesse galopar? De corpo num lugar, de alma em outro?

Isso tudo já muito me apoquentou. Eu era jovem. Pois, inexperiente. Se eu soubesse naquela época. Mas que fazer? Hoje, mais velho – mas meus cabelos continuam os mesmos – , eu sei. A solução? Que se acostumar – exceto com a cor dos cabelos, é claro. Aí tudo em paz. Assim fiz. Me acostumei, ora. Nem barba, nem cavanhaque; muito menos uma ou outra: a terceira, e este vasto bigodão.

Doce Amargo

O menino fazia anos. Diante da mesa de doces não sabia qual comer primeiro. Brigadeiro, olho-de-sogra, cajuzinho. Tão feliz por fazer anos, ser criança, gostar tanto de doces.

Olho maior que a barriga, come quase todos os brigadeiros. A tia o repreende, biliosa.

— Você não é mais uma criança pra fazer isso!

O doce perdeu o açúcar. Soube-lhe então um gosto passado e amargo, e por fim, travou-se-lhe a língua.

Reativan

Senhor que se presume moço, ainda pega menininhas. Bonito perfil de galã de novela, mas com voz de ancião. O peito estufado de rapaz esconde grande decrépito. Já recebe aposentadoria – se jovem, por que somente na fila de idoso? De molares amarelecidos, os dentes da frente incrivelmente brancos. O cabelo? Mais preto que asa da graúna. Ladino, não lê jornal fora de casa – os óculos de grau são grande bandeira –, arranca os cabelinhos brancos das ventas, mão sempre no bolso para disfarçar tremor.

Sábado à noite. Vai sair. Bota de couro com fivela dourada e calça jeans colante. Leva dose forte de Reativan.

Avista uma mocinha. No passo garboso do homem, a batida surda da bengala do velho.

Com uma rapariga ao lado era rei de todos os motéis. Cama redonda, luz vermelha, espelho no teto.

— O que quer beber?

— Cuba Libre.

Enquanto prepara a bebida, engole rápido o estimulante.

— Aqui está.

Ele a leva da cama para a banheira. Daí para o sofá, o tapete, e novamente para a cama.

— Isso nunca me aconteceu antes.

Afastados na cama, ele encara o espelho. Vê no reflexo o velho caduco a lhe mostrar a língua.

O Velho do Saco

O rapaz vinha pela rua no fim do dia. *Onde os meninos de tenra idade?* Até que avista adiante um garoto correndo atrás de bola de meia.

— Ei, menino!

Não dar conversa a estranho.

— Vem cá, qual seu nome?

Não ficar até tarde na rua. Não aceitar bala, bombom.

— Que acha uma bola de couro?

O velho do saco pega daqui, pega de lá.

— Troca pela de meia? Ali na loja.

O menino o acompanha, mas não larga o velho brinquedo.

-- Onde?

— É ali, na esquina — é sempre a próxima esquina.

A loja? Já na linha do trem — sempre linha de trem, terreno baldio, matagal —, procura vagão abandonado.

— A bola, cadê?

A primeira porrada é para desacordar. Sem pena — rola a bola de meia no chão —, abaixa o pequeno calção e possui o menininho. Ó grande aflição, algoz e vítima num só corpo. Sempre nessas horas lembra-se do parente brutal.

— *Segura aqui no tio.*

— ...

— Só um pouco, ninguém vai saber.

— ...

— O que quiser, prometo.

— *Nã...*

Acabado, solta o corpinho, que tomba para a frente. Com gesto vigoroso, a cabecinha virada para as costas. Arranca tufo de cabelo. De recordação. Na caixa de sapatos no fundo do armário, um tufo, outro e mais outro.

Diomédio

De braços abertos, um albatroz no vôo. Campeão olímpico do nado: livre ou costas, peito ou golfinho. Na piscina, um pulo, poucas braçadas e qualquer distância já coberta.

Latagão, engalanava-se da saúde de ferro.

— Dia que procurar médico, é porque estou morrendo.

Maldita hora que abriu a boca: todos os atletas do clube sujeitos a exame clínico.

Entra no consultório — o corpo ainda retesado, mas as asas já pendentes. Revirado pelo avesso, acha-se um sopro no coração.

Certo, viveria até velho — afinal, era um albatroz. Mas ali, tão novo, começara a morrer.

A Fome Espetada no Olho

Como sempre, ela estava na cama quando o doutor entrou. Vitimada de derrame pelo fumo, sorriso torto e fio de baba a escorrer pela comissura do lábio. Mexe somente os olhos e a mão esquerda, ainda que trêmula. Esquecida de quase tudo, não vive nem morre: dura.

– Como vai a senhora hoje?

A mão começa a tremer mais, olho esgazeado no maço de cigarro no bolso da camisa branca, entaramela a língua antes de falar.

– Dá um cigarro?

A voz entreouvida some no fundo da garganta.

Amor

Sozinha, pela rua escura, passo curto e ligeiro. *Chegar em casa.* Terminada a rua, eis o descampado. *Chegar em casa.* Silêncio. Apenas o coração, batidas surdas.
— Ei, amor! — ela não pára. — Tá ouvindo não?
Mão pesada no ombro, grito pavoroso, cara a cara.
— Calma, dona.
— Não, por favor, não...
— Quietinha, quietinha.
— Leve bolsa, relógio...
— Shh...
— ...só não me faça mal.
— ...
— Tenho marido, filhos.

— Cala essa boca, porra! — grande tapa, a cara virada para a nuca.

Ela ameaça correr, ele a derruba. Enfia a porrada. Olho, boca, nariz. No ouvido, para atordoar. Espirra sangue na blusa — no chão, brinco de pérola ou dente quebrado?

Rasga saia, blusa, calcinha. Deita-se sobre ela. Aproxima a boca de sua orelha.

— Eu só quero amor, sua puta!

Lona

Sozinho, no camarim, o velho barrigudo. Prepara-se para o último show. Olhos em cruz, o patético sorriso, nariz vermelho. Cabelos coloridos e careca branca. A mesma roupa de losangos, triângulos, círculos. No espelho, uma lágrima furtiva rosto abaixo – a pesada maquiagem?

Entra no picadeiro seguido do cãozinho magro também de nariz vermelho. *Pula, Totó, pula.* Totó já não pula. Por mais que se esforce em piruetas, cambalhotas e piadas, nem aplausos, nem vaias.

– O circo tem palhaço?

A Morte e a Morte

No velório, a viúva, amigos e parentes. A viúva na cabeceira do morto.

— Diz que ele não morreu, diz!
— Minha filha, temos que aceitar, é a vida.
— Não, não tem que ser...

Tarde, sua irmã se aproxima.

— Fala, sim? Não morreu, não morreu...

Mais tarde, a vez do irmão.

— Não, não...
— Que isso, não chore.

Mais tarde ainda, a mãe do morto chega ao velório. Última a saber, logo foi ao encontro do filho. A viúva olha para a sogra.

— Fala pra mim que ele não morreu. Você sim, por favor...?

A mãe fita seu menino tão vivo, tão morto.

— Ele não morreu.

A viúva, transfigurada, cala-se. Então, apenas balbucia palavras soltas.

— Morreu sim...infarto...de manhã...

Setenta Anos São Passados

Na praça, dois velhinhos caminhavam. Encurvados, lentos, encanecidos. Ela, um pouco adiante.
Juntos toda vida. Recordavam certo dia.
— Ainda lembra, aquela tarde...?
— ...
— Seu medo...
— ... de que nós podíamos dar certo?
— É...
Ela atrasou o passo. Deu-lhe a mão.
— Ainda tenho medo.
Sorriram. Já eram passados setenta anos daquela tarde.

O Olho Vesgo

Os Olhos do Cego

Aos sete anos teve os olhos furados. No quintal da casa, brincando, uma tábua cravejada de pregos no caminho. A mãe corre desesperadamente para o hospital com o menino no colo.

Uma semana depois, a retirada do curativo. O garoto senta-se no leito. O médico começa a despregar as bandagens. A mãe chora em silêncio. Nada mais mantém as pálpebras cerradas. Mas os olhos vazados nada vêem. Nem réstia de luz.

— Anda, mãe, tira logo o curativo.

Espelho, Espelho Meu

Mãe bela, filha gorda. Assim, a enorme injustiça – a mãe muito cortejada, e a moça sempre esquecida. Daí todo o sofrimento: *queria ser igual a ela, a menina tem na mãe um espelho.*

Súbito, a filha emagrece. Tantos quilos. A mãe, inexplicavelmente, engorda esses tantos quilos. Raivosa, quebra todos os espelhos da casa.

Mãe gorda, filha bela. A primeira, ressentida – ainda não permite espelho em casa. A última, nunca tão olhada – rejubila-se de gozo num caco de espelho partido.

Nada dura para sempre: a vez da mãe tornar a ser bela, tão magra, e a da filha ganhar todos os quilos perdidos – feitiço?

Imediato, a mãe compra o maior espelho. Silenciosa, coloca-o no quarto, fecha a porta. Diante do espelho, leve ricto no lábio, fita-se demoradamente.

Por Delicadeza

O maior bruto e a moça virgem. Naquele corredor de motel. Ele a abarca com rede de braços. As mãos, cadeias. Sente-se protegida. Na verdade, aprisionada.

— Você me ama?
— Claro.
— Então jura.
— Juro.

Até pela mãe morta. Param na porta do quarto. Um beijo. Ela entra. Encoberto, ele limpa o lábio. Ao fechar a porta, quebra a chave.

Sentados na cama, as mãos dela nas suas, olhos nos olhos.

— Prometo ser delicado.

Ela gritou para o resto da vida.

Camaleão

Inicio por avistar ao longe, a aproximação encoberta, um estudo disfarçado. Um arremedo aqui, um trejeito lá. Se pegar olho no olho? Aí, fatal – já viu olho de camaleão?

Mudo a cor: verde, verde-marrom, marrom. Minha, a sua cor. Pego cor, forma. Até substância. Seu igual, seu duplo. Já então você, não eu. Meu triste fim: ser sempre outro.

Então me afasto. Vou fazendo o reverso. Adquirindo nova pele, outro olho. Me mudar em mim. Já então eu, não você. Amargo retorno: ser apenas eu.

Até avistar ao longe, novamente.

Vai Carlos! Ser *Gauche* na *Vida*

Primeiro dia de aula. A professora entra na sala. Silêncio. Somente o ajeitar das cadeiras, o apontamento do lápis, o rumor das páginas.

Começa a primeira lição: a-e-i-o-u. Na primeira carteira o menino era só olhos. *Copiem depois de mim.* O risco agudo do giz na lousa não fere seu ouvido. *Agora o pingo do* i. *E o* o, *uma bolinha.* O caderno ainda em branco. *Terminem com o* u, *dois morrinhos.*

Limpa o giz da mão enquanto anda pela sala. Pára à esquerda do menino, sem a lição feita.

— Você não vai copiar?

Não ouve. Apenas vê o lábio dela abrir e fechar.

Naquela hora, transido, percebeu que era quase surdo.

O Olho Vesgo

O Olho Regalado

Não suporto mais. A maldita muito me irrita. Fico só quieto, olhando. Mania que tem de separar a comida no prato. Ainda por cima, não sabe nem segurar o talher direito. Ó coisa pra me aporrinhar mais, esse jeito de cortar o bife. Sem contar o barulho que faz pra comer. Tanta é sua sede não deixa resto no copo. De sobremesa, fartos nacos de doce, posso ver a água minar do fundo da sua boca. Quase regalada, mas nunca saciada. Então prepara o café, espessa lama negra – depois reclama do dente amarelado. Aproxima a xícara fumegante do lábio. Sorve estrepitosamente o líquido, chego a ficar crispado. Por fim, chupa os dentes, um por um – só pode ser pra me desagradar.

Terminada a refeição, ela olha para ele.

— Você me ama?
— Quê? — a palavra entra torta no seu ouvido.
— Perguntei se você me ama.
— Mais que tudo, amor. Mais que tudo.

Toda Vida é um Arremedo de Morte

De repente me vi ali parado na fila do banco. Eu, um rapaz novo, forte, a vida inteira pela frente. De tanto esperar, fui ficando inquieto. Era a impaciência da juventude, a demora das horas.

Ao meu lado a calma fila de idosos. Enfileirados a bengala, os óculos e a dentadura. Por último, uma leve corcova.

Foi então que senti uma dor surda nas costas. A velha e engastada escoliose. A dor, talvez do cansaço, da incômoda espera, da ingrata tortuosidade.

Nesse instante, eu percebi que a minha antiga deformidade nada mais era que a própria e mesma corcunda nas costas daquela velha senhora.

Quem Sai aos Seus não Degenera

Tinha seis dedos na mão esquerda. Um a mais: o pai-de-todos. Perfeito, completo, rematado. Em dobro, sobrando, a incomodar. Assim ele, o pai, o avô – um bem avoengo. Ou um mal, melhor seria.

Casado sim, mas sem filhos. Transmitir o legado a uma criatura? O medo de deixar tal herança era tão grande quanto o desejo de gerar um filho. Mau, mas seu?

Então, nunca partitia dele a iniciativa para tal. A mulher soube compreendê-lo muito bem. E, num acordo tácito, deixou-se engravidar. Quando conheceu que a mulher estava grávida, sentiu o dedo enrijecer por um instante. Mas não deu importância. Não naquela hora.

Nasce o filho muito querido. Antes que o levem para o berçário, estreita-o nos braços. Procura o dedo pequenino.

O Olho Vesgo

Apenas cinco dedinhos. Sorri ligeiramente – ainda não havia descoberto por inteiro a manta que envolvia o menino e divisado, entre as pernas diminutas, o pequeno e duplo membro.

Taxidermia

O taxidermista empalhava a vida sob seu escuro olho de vidro. A vida morta. O olho e os bichos, imóveis.

Espalhados pelas estantes, nos cantos, em nichos. Expostos corujas, veados, onças. Tomando todo o sombrio ateliê os bichos pareciam vivos, uns mais que os outros.

Enchia-lhes o devassado ventre com palha, com o estúpido intuito de mantê-los vivos na morte. A morte viva. A inútil tentativa de eternizar a vida — o breve instante de um abrir de asas para o vôo, o olhar de pânico acuado pelo caçador, o quente bafejar das fauces escancaradas da fera — causava-lhe um íntimo e mórbido prazer que o fazia sentir-se cada vez mais vivo. Entretanto, naquele lento e assombroso ofício não percebia que era ele próprio que morria.

Em verdade, entre todas aquelas imotas criaturas, ele é que estava morto, pronto para também ser empalhado, de todos o mais endurecido, com suas frias entranhas de palha ainda vazias.

O Olho do Filho da Coruja

Se escrever é perigoso, reescrever é mais ainda. Trabalho ingrato escassear o plural, cortar palavra, esmerilhar o verbo. Nunca está contente, não se dá por satisfeito, acha que podia ter melhorado. Persegue uma frase aqui, pressentido ali um final, uma palavra pra sempre esquecida. Tanto quer endireitar, acaba entortando. Aí a frase truncada, o sentido obscuro, quase tudo perdido. Escrever é saber a hora certa de parar, mas nunca se sabe.

Eu

De repente você depara com certo livro – ou pastiche? De quem? – suposto escritor. Veleidade de rapaz que se presume talentoso, troça irresponsável ou ato tresloucado? Explico. Tem uma história: sabe na epígrafe de certo conto, *ciscando no lixo o galo encontrou uma pérola*? Mais ou menos estes contos: pérolas – ou ouropéis? – ciscadas por aí, mas recolhidas ao papel. Tem outra: todo homem: ter filho, plantar árvore, escrever livro. Filho e árvore, ainda não. O livro está aí, ainda que.

Se adepto de arte hipocrática, o que faz na lide literária? Arremedos de contos? Não se deixe embotar: na literatura, muitos médicos – Tchekov, Miguel Torga, Rabelais, etc. Mas nem doutor ainda, proclamar-se escritor? Que é então?

Narciso prestes a se afogar? Veja o título do conto – mais forte que vaidade do Eclesiastes?

A confusão começa quando você acha que mão torta só sabe gerar conto aleijão, olho vesgo vê mal e coração danado já não bate mais.

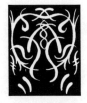

Coleção Cantos e Contos do Brasil

1. *Jogo de Ronda*
   Orlando Arruda

2. *O Olho Vesgo*
   Tiago Mussi

Título	O Olho Vesgo
Autor	Tiago Mussi
Projeto Gráfico	Ricardo Assis
Editoração Eletrônica	Aline E. Sato
	Amanda E. de Almeida
	Ricardo Assis
Capa	Tomás B. Martins
Ilustração da Capa	Marcelo Cipis
Administração Editorial	Valéria C. Martins
Formato	14 x 18
Tipologia	Lapidary
Papel	Pólen Rustic Areia 75g (miolo)
	Cartão Supremo Super 6 (capa)
Fotolito	Macin Color
Impressão	Lis Gráfica
Número de Páginas	80